Carne de soja

Dados Internacionais de Catalogação na Publicação (CIP)
(Câmara Brasileira do Livro, SP, Brasil)

Olkowski, Irene
   Carne de soja : 40 receitas gostosas e saudáveis / Irene Olkowski ;
[ilustrações Carolina Lefèvre]. – São Paulo : MG Editores, 2005.

   ISBN 85-7255-036-4

   1. Carne de soja (Culinária) 2. Soja como alimento I. Lefèvre,
Carolina. II. Título

05-1572   CDD-641.5636

Índice para catálogo sistemático:

1. Carne de soja : Receitas culinárias :
   Economia doméstica   641.5636

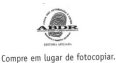

Compre em lugar de fotocopiar.
Cada real que você dá por um livro recompensa seus autores
e os convida a produzir mais sobre o tema;
incentiva seus editores a encomendar, traduzir e publicar
outras obras sobre o assunto;
e paga aos livreiros por estocar e levar até você livros
para a sua informação e o seu entretenimento.
Cada real que você dá pela fotocópia não autorizada de um livro
financia um crime
e ajuda a matar a produção intelectual em todo o mundo.

Carne de soja

40 receitas gostosas e saudáveis

Irene Olkowski

MG EDITORES

CARNE DE SOJA
40 receitas gostosas e saudáveis
Copyright © 2005 by Irene Olkowski
Direitos desta edição reservados por Summus Editorial

Capa e projeto gráfico: **Marcia Signorini**
Editoração eletrônica: **Signorini Produção Gráfica**
Ilustrações: **Carolina Lefèvre**
Fotolitos: **Join Bureau**

MG Editores
Departamento editorial:
Rua Itapicuru, 613 – 7º andar
05006-000 – São Paulo – SP
Fone: (11) 3872-3322
Fax: (11) 3872-7476
http://www.mgeditores.com.br
e-mail: mg@mgeditores.com.br

Atendimento ao consumidor:
Summus Editorial
Fone: (11) 3865-9890

Vendas por atacado:
Fone: (11) 3873-8638
Fax: (11) 3873-7085
e-mail: vendas@summus.com.br

Impresso no Brasil

Sumário

Apresentação 7
Prefácio 9

As propriedades da soja 11
O que é a carne de soja? 13
Dicas 15
FICHA 1 - Receita básica de carne de soja (PTS) moída 16
FICHA 2 - Receita básica para torta, hambúrguer e croquete 18
FICHA 3 - Receita básica de carne de soja (PTS) em pedaços 19

Molhos e recheios

Molho à bolonhesa 22
Recheio para pastéis 23

Lanches e aperitivos

Petisco de PTS com cobertura de queijo 26
Petisco de queijo 28
Petisco à milanesa 29
Bolinho de mandioca 30
Bolinho de milho 31
Bolinho de soja 32
Beirute vegetariano 33
Pizza de palmito 34

Entradas

Ovos recheados I 38
Ovos recheados II 39
Ovos recheados III 40
Salada crocante 41
Salada Casablanca 42
Flor de abobrinha recheada 43
Salada de grão-de-bico com carne de soja 44
Sopa de cevada 46

Pratos principais

Medalhão com *funghi secchi* e batatas ao molho de queijo 50
Medalhão ao *curry* 52
Medalhão ao molho madeira 54
Bife à parmegiana 56
Almôndegas ao molho de tomate 58
Picadinho com legumes e maçãs ao *curry* 60
Picadinho *light* 62
Feijoada vegetariana 63
Estrogonofe 64
"Sojoada" ou feijoada de soja 66
Feijão branco com carne de soja 67
Anel de soja com molho de queijos 68
Arroz Shangai 70
Repolho com carne de soja 71
Escarola recheada 72
Berinjela com molho de gengibre e gergelim 74
Trouxinha de berinjela 76
Batata e brócolis ao molho de queijo 78
Batata assada com *shitake* 80

Massas e tortas

Crepe de *curry* com maçã 84
Pasta Mamma Mia 86
Conchiglioni recheados 87
Torta de tomate e espinafre 88
Torta Soft 90
Torta de cebola 92

Leituras complementares

Menopausa e soja 97
Soja e lípides no sangue 99
Soja e câncer 101

Apresentação

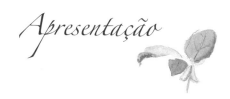

O ato de alimentar-se tem sido, em todos os tempos, um grande problema para a humanidade, seja por causa da carência de alimentos, seja pela alimentação de baixa qualidade.

A carência de alimentos geralmente decorre de problemas socioeconômicos (mais freqüentes em países em desenvolvimento) que levam o indivíduo a um estado de fome, o qual poderia ser minimizado se houvesse conhecimento sobre como utilizar os poucos recursos alimentares disponíveis ou se esses recursos pudessem ser mais facilmente obtidos.

A qualidade da alimentação é outro fator muito importante. Somos vítimas constantes do bombardeio publicitário de culturas alimentares importadas que influenciam negativamente nossos hábitos, causando danos à saúde. Isso acontece por conta da falta de informação, instrução e conhecimento que torna limitado nosso consumo de alimentos baratos e com alto valor nutricional.

Por tudo isso, este livro é um magnífico projeto, pois oferece soluções simples e práticas para o uso de uma das leguminosas com mais alto valor nutritivo e influência positiva sobre a saúde humana, a SOJA.

A soja tem sido historicamente utilizada por muitos povos do Oriente, entre eles os chineses e os japoneses. Nos últimos anos, seu consumo tem se ampliado no Ocidente, como resultado de diferentes trabalhos científicos que mostram seu alto valor medicinal para o controle do colesterol e da osteopenia (diminuição da massa óssea), para a profilaxia de cardiopatia isquêmica, como auxiliar no tratamento dos sintomas da menopausa; a soja possui ainda funções antioxidantes e anticancerígenas, é estimulante imunológico etc.

Esse alimento também tem sido utilizado como parte da farmacopéia da medicina tradicional chinesa. Seu uso em conjunto com outros elementos da culinária, como a cebolinha, é eficaz no tratamento de sintomas decorrentes de estados gripais, como cefaléia e febre. Também é eficaz no tratamento de dores articulares de tipo reumático, ou como hepato-protetor, diminuindo os sintomas decorrentes de patologias hepáticas de acordo com os critérios fisiopatológicos da medicina tradicional chinesa, como vertigem, enxaqueca, sudorese noturna, febres vespertinas etc.

É lastimável que no Brasil, um dos maiores produtores de soja do mundo, o uso desse alimento ainda seja tão inexpressivo. Assim, considero este livro uma obra propulsora para a introdução da soja como um alimento importante no prato do brasileiro, cumprindo o ditado chinês que diz: "Antes de tratar com medicamentos, devemos primeiro tratar com alimentos".

Dr. Ernesto Garcia González
Médico pesquisador do Hospital Soto Alves, Havana, Cuba, e pesquisador do Laboratório de Estudos Psicossociais da Saúde da Academia de Ciências de Cuba.

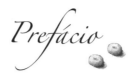

Prefácio

Quando resolvi me tornar vegetariana, isto é, não ingerir mais nenhum tipo de carne, precisei encontrar uma alternativa para compensar a falta de proteína animal. E a Proteína Texturizada de Soja (PTS), comumente chamada de carne de soja, foi uma das soluções.

No entanto, as poucas receitas de carne de soja encontradas por mim, embora fossem gostosas, eram delicadas demais para substituir o sabor marcante de um prato com carne de vaca. Esse é um dos motivos pelo qual, no começo, os apreciadores de carne têm dificuldade de fazer a substituição da carne animal pela carne vegetal.

Por essa razão, há muitos anos me dedico a criar e a transformar tanto pratos simples como internacionais em receitas "clonadas" à base de soja, oferecendo-as à família e aos amigos.

E foram esses "amigos-cobaias" que me incentivaram a escrever este livro, no qual procuro explicar a maneira mais fácil, prática e econômica de saborear a soja.

A autora

As propriedades da soja

A soja é um dos melhores e mais completos alimentos encontrados na natureza.

Enquanto 1 kg de carne de vaca possui 70% de água e só 20% de princípios ativos, 1 kg de soja possui 10% de água e 90% de princípios ativos: vitaminas A, B1, B2, B6, B4, C, D2, E e K2. A soja também é rica em fósforo, cálcio, magnésio, sódio, cloro, enxofre, nitrogênio, ferro, manganês, zinco e cobre. A quantidade de proteína contida em 1 kg de soja (394 g) é igual à quantidade contida, aproximadamente, em:

1.600 g de feijão
2.500 g de peixe
2.000 g de frango
1.300 g de queijo
60 ovos

Benefícios da soja

- Reduz a ANEMIA – pelo seu alto teor de ferro.

- Reduz o COLESTEROL – pesquisas feitas pela Associação Americana do Coração demonstraram que a alimentação com proteína de soja reduz o colesterol (20 g diárias de soja são suficientes).

- Reduz o DIABETE – as fibras da soja ajudam a regular os níveis de glicose no sangue.

- Atenua os sintomas da MENOPAUSA – as isoflavonas imitam o estrógeno (hormônio feminino), e por esse motivo compensam os sintomas que surgem com a queda hormonal da menopausa.

- Ajuda a prevenir o CÂNCER – para bloquear o aumento de tamanho do tumor cancerígeno é necessário inibir a formação de novos vasos sanguíneos para alimentá-los. E a genisteína tem essa função inibidora.

- Ajuda a prevenir a OSTEOPOROSE – a atividade das saponinas se dá na absorção do cálcio pelo organismo, e a genisteína reduz a perda óssea, retardando a osteoporose.

- Diminui o ÁCIDO ÚRICO – as proteínas animais produzem ácido úrico, o que não ocorre com a proteína da soja.

- Previne a ARTERIOSCLEROSE – componentes da soja ajudam no aproveitamento do zinco pelo organismo, não permitindo o seu acúmulo no sangue, e ajudando, assim, a evitar o aparecimento da arteriosclerose.

O que é a carne de soja?

Por meio do processamento industrial de grãos de soja, obtém-se a farinha de soja desengordurada ou um concentrado protéico de soja. Pelo processo de extrusão de qualquer um desses dois derivados da soja é que se obtém a carne de soja.

A carne de soja pode ser encontrada nos supermercados, na seção de produtos naturais, ou em lojas especializadas em alimentos naturais.

Na embalagem plástica geralmente aparece com o rótulo de Proteína Texturizada de Soja (PTS), e é encontrada desidratada e desengordurada em dois tipos: moída e em pedaços.

Quando preparada conforme as instruções deste livro, fica com sabor e aparência muito semelhantes aos da carne bovina, podendo substituí-la total ou parcialmente nas receitas.

Dicas

- A quantidade de temperos pode ser modificada de acordo com o paladar da sua família.

- Não fique preso apenas aos alimentos mencionados nas receitas.

- Seja criativo e econômico.

- Abra a geladeira e veja se pode aproveitar algo que já tenha comprado para compor, substituir ou acrescentar algum ingrediente às receitas.

- Muitas vezes, tanto crianças como adultos rejeitam um alimento sem nunca o terem experimentado. Para essas pessoas, não dê motivos para a rejeição antecipada. No início você pode colocar metade da quantidade (ou menos) de carne de soja e o restante de carne de vaca, até eles se acostumarem. Então, aos poucos, vá aumentando a proporção de carne de soja.

- Se você precisa reduzir calorias, troque o creme de leite, o requeijão e a maionese das receitas pelo seu equivalente *light*.

- Nas receitas que envolvem frituras, pode-se tentar assar ou grelhar os alimentos.

Receita básica de carne de soja (PTS) moída

O primeiro passo para preparar a carne de soja moída é colocá-la em água fervente. Deixe hidratar por dez segundos no máximo. Coe, deixe esfriar um pouco e esprema o excesso de líquido com as mãos.

Para que a carne de soja fique com cor e sabor semelhantes à carne de vaca, adicione molho de soja (*shoyu*) na proporção de:

1 xícara (chá) de carne de soja (PTS) moída
2 xícaras (chá) de água fervente (ou caldo de legumes)
1/2 xícara (café) de molho de soja (*shoyu*) – essa quantidade varia de acordo com a marca do produto, pois alguns são mais concentrados que outros.

Doure uma cebola e dois dentes de alho no óleo ou azeite. Acrescente a carne de soja já umedecida e refogue.

O sal, a pimenta e os temperos (salsinha, cebolinha, alecrim, orégano, salsão etc.) são colocados de acordo com as receitas ou conforme a sua preferência.

Se você não acrescentar o *shoyu*, aumente um pouco a quantidade de sal e de tempero na hora de refogar. Sem o molho de soja ela fica com aparência clara, podendo substituir a carne de frango.

Cada xícara (chá) de carne de soja moída desidratada, quando preparada, equivale (em volume) a 250 g de carne de vaca moída ou a duas porções individuais.

A carne de soja pode ser congelada, mas as pessoas que buscam uma qualidade melhor de alimentação deviam evitar comida congelada, pois embora o congelamento não altere os nutrientes, diminui a energia dos alimentos – e no caso da carne de soja essa perda pode chegar a 70%. Essa energia a menos vai fazer falta na hora da digestão, que se tornará mais lenta e difícil.

A preparação da carne de soja é tão rápida que não há motivo para o seu congelamento. Na geladeira, ela se mantém por quatro ou cinco dias.

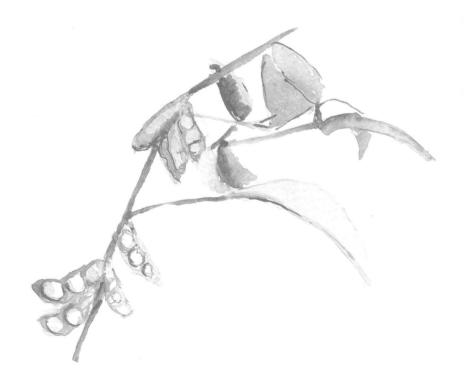

Receita básica para torta, hambúrguer e croquete

ingredientes

2 xícaras (chá) de carne de soja (PTS) moída
4 xícaras (chá) de água ou caldo de legumes
2 ovos
1/2 xícara (chá) de farinha de rosca
1/2 xícara (chá) de farinha de trigo
1 colher (sopa) de fermento em pó
1 cebola (média/grande) picada
4 dentes de alho picados
1/4 xícara (chá) de molho de soja (*shoyu*)
Salsinha e cebolinha picadas
Sal e pimenta a gosto

modo de preparo

Ferva a água (ou caldo de legumes) com o molho de soja. Acrescente a carne de soja, desligue o fogo e deixe-a descansar por cerca de dez segundos. Coe, espere esfriar um pouco e esprema o excesso de líquido com as mãos.

Acrescente os demais ingredientes e misture bem.

Como o molho de soja e o caldo de legumes são salgados, prove antes de corrigir o sal. Se quiser acrescentar orégano, manjericão ou outras ervas do seu agrado, coloque-as no final.

Rendimento

12 croquetes de carne ou uma torta para 4 a 5 pessoas.

Receita básica de carne de soja (PTS) em pedaços

ingredientes

1 xícara (chá) de carne de soja (PTS) em pedaços
2 xícaras (chá) de água ou caldo de legumes
1/2 xícara (café) de molho de soja (*shoyu*)

modo de preparo

Aqueça a água com o molho de soja. Coloque a PTS e ferva por 15 minutos – ou até a carne de soja ficar macia.

Coe, deixe esfriar e esprema com as mãos para tirar o excesso de líquido.

Como a carne de soja é insípida, e a em pedaços leva mais tempo para absorver o gosto do tempero, é aconselhável, depois da hidratação, refogá-la com alho e/ou cebola e uma pitada de sal.

Sugestão

O preparo da carne de soja em pedaços pode ser feito com algumas horas de antecedência ao preparo da receita, ou de véspera.

Molhos e Recheios

Molho à bolonhesa

ingredientes

1/2 xícara (chá) de carne de soja (PTS) moída
2 colheres (sopa) de molho de soja (*shoyu*)
1 xícara (chá) de água fervente
3 colheres (sopa) de azeite ou óleo
1 cebola (média) picada
2 dentes de alho picados
2 latas de molho de tomate temperado e quente
(ou a mesma medida de molho caseiro)

modo de preparo

Coloque numa vasilha a PTS, o molho de soja e a água, deixe descansar por alguns segundos, coe e esprema. Coloque numa panela o azeite, a cebola e o alho e refogue-os levemente.

A seguir, junte a carne de soja para refogar também por alguns minutos. Tempere com pimenta vermelha, salsinha, manjericão e orégano. Só então junte a "carne moída" ao molho de tomate.

Se você está com pressa, é só colocar a PTS em uma vasilha com o molho de soja e a água, deixar descansar por alguns segundos, coar, espremer e despejar na panela do molho de tomate temperado e quente.

Deixe ferver por dois minutos e você terá um super-rápido molho à bolonhesa.

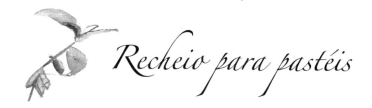

Recheio para pastéis

Prepare uma porção de carne de soja moída conforme as instruções da **FICHA 1**.

Para que as crianças não façam sujeira com a carne moída caindo fora do pastel, dissolva 1 colher (sobremesa) de farinha de trigo, ou de amido de milho, em 1/2 xícara (chá) de água e acrescente à carne de soja moída assim que ela estiver refogada.

Continue com o fogo aceso por mais dois minutos, mexendo sem parar, a fim de que a farinha cozinhe e engrosse uniformemente.

Além de usar a receita básica para o recheio de pastéis, podemos incluir outros temperos e ingredientes, tornando o pastel mais nutritivo e diferenciado, por exemplo:

Salsinha, manjericão, orégano, tomate picado, azeitonas, alcaparras, ervas finas etc.

Pique espinafre, brócolis ou couve-manteiga, cozida ou refogada, e acrescente à receita básica.

Pique um ovo cozido, tempere com sal e pimenta do reino e misture à carne de soja. Você pode optar também por acrescentar um ovo de codorna (inteiro).

Acrescente o queijo da sua preferência.

Use a imaginação e aproveite o que você tem dentro da geladeira.

Lanches e Aperitivos

Petisco de PTS com cobertura de queijo

ingredientes

1 xícara (chá) de carne de soja (PTS) em pedaços
2 xícaras (chá) de água
4 colheres (sopa) de molho de soja (*shoyu*)
Sal
3 dentes de alho picados
3 colheres (sopa) de azeite
100 g de provolone ralado grosso
100 g de mozarela ralada

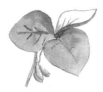

modo de preparo

Coloque para ferver a água, o molho de soja e um punhado de sal. Acrescente a PTS e deixe cozinhar até ficar macia (mais ou menos 15 minutos). Escorra e procure eliminar o excesso de água. Pique os pedaços maiores em dois ou três pedaços menores.

Em uma frigideira antiaderente, refogue o alho no azeite, acrescente a carne de soja e, mexendo sem parar em fogo baixo, continue a refogar até a PTS ficar levemente dourada.

Antes de terminar o refogado, prove a PTS para verificar o sal e corrigi-lo se necessário. Se quiser, pode acrescentar mais um pouco de molho de soja, que dá um sabor especial.

Espalhe a carne num refratário e polvilhe fartamente os queijos ralados. Também é possível trocar ou acrescentar algum queijo de sua preferência.

Leve ao forno já aquecido apenas para derreter a cobertura. Sirva quente.

Petisco de queijo

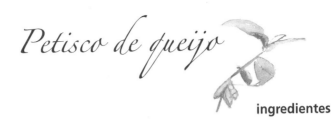

ingredientes

1 xícara (chá) de carne de soja (PTS) moída
200 g de queijo prato ralado grosso
50 g de queijo parmesão ralado
3 colheres (sopa) de farinha de trigo
1 ovo
1 clara
Orégano
1 colher (sopa) de maionese
Sal e pimenta a gosto
Farinha de rosca (para empanar)

modo de preparo

Prepare a carne de soja conforme a **FICHA 1**. Junte os demais ingredientes e misture bem.

Faça as bolinhas manualmente e passe na farinha de rosca antes de fritar em fogo médio.

As bolinhas devem ser servidas quentes para que o queijo esteja derretido – ou devem ser fritas e aquecidas pouco antes de servir.

Em tamanhos pequenos ficam ótimas para acompanhar aperitivos. É um excelente salgadinho para festas.

Sugestão

Você pode substituir o queijo prato por mozarela, provolone, emental etc. Os queijos defumados também ficam ótimos e dão um sabor especial.

Petisco à milanesa

ingredientes

1 xícara (chá) de carne de soja (PTS) em pedaços
1 tablete de caldo de legumes diluído em 2 xícaras (chá) de água
1/4 xícara (chá) de molho de soja (*shoyu*)
1 colher (chá) de tempero completo (com pimenta)
Queijos cortados em cubos (provolone, prato ou mozarela)
2 ovos
Temperos desidratados ou frescos (cebola, alho, salsa e orégano)
3 colheres (sopa) de azeite
3 dentes de alho
Sal e pimenta a gosto
Farinha de rosca (para empanar)
Espetos de churrasco ou palitos de dente

modo de preparo

Coloque no fogo o caldo de legumes diluído, o *shoyu*, o tempero caseiro, a PTS e deixe ferver por uns 20 minutos – ou até a carne de soja ficar macia. Deixe esfriar um pouco, coe e esprema com as mãos o excesso de líquido. Refogue o alho picado no azeite, junte a carne de soja e deixe-a fritar por alguns minutos.

Em uma vasilha pequena coloque o ovo, o sal e os temperos desidratados (ou frescos) bem picados. Bata ligeiramente com um garfo.

Intercale pedaços de carne de soja e de queijos num espeto, passe-o na farinha de rosca, no ovo e novamente na farinha de rosca. Frite os espetos em fogo baixo até dourarem.

Sugestão
Use o molho de sua preferência ou simplesmente molho de soja.

Bolinho de mandioca

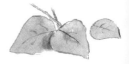

ingredientes

4 xícaras (chá) de mandioca cozida
1 xícara (chá) de carne de soja (PTS) moída
1 cebola (grande) ralada
1/2 xícara (chá) de salsinha bem picada
2 ovos
1/2 xícara (chá) de farinha de trigo
50 g de queijo parmesão ralado
1 xícara (chá) de queijo prato ou mozarela ralado
Pimenta a gosto
Farinha de rosca (para empanar)

modo de preparo

Prepare a PTS de acordo com a **FICHA 1**.

Amasse a mandioca com um garfo, junte os demais ingredientes e misture bem.

Molde os bolinhos, passe-os na farinha de rosca e frite-os em fogo médio.

Bolinho de milho

ingredientes

2 latas de milho verde
1 xícara (chá) de carne de soja (PTS) moída
1 tablete de caldo de legumes
2 xícaras (chá) de água
3 ovos
1 cebola (média)
1/2 xícara (chá) de farinha de rosca
1/4 xícara (chá) de farinha de trigo
1 colher (café) de fermento em pó
Salsinha picada
Sal e pimenta a gosto
Farinha de rosca (para empanar)

modo de preparo

Ferva a água com o caldo de legumes. Junte a PTS e deixe hidratar por dez segundos. Coe e esprema o excesso de líquido com as mãos.

Enquanto isso, coloque no processador ou no liquidificador o milho escorrido, a cebola e os ovos. Triture até o milho ficar em pedaços bem pequenos.

Passe para uma tigela e junte a PTS, as farinhas de rosca e de trigo, o fermento e a salsinha. Acrescente sal e pimenta a gosto.

Modele os bolinhos, passe-os na farinha de rosca e frite-os em fogo baixo.

Bolinho de soja

ingredientes

1 xícara (chá) de carne de soja (PTS) moída
2 xícaras (chá) de água
Molho de soja (*shoyu*)
1 ovo
Farinhas de trigo e de rosca
Temperos: cebola, alho, salsinha, *ketchup*, sal, manjericão, orégano (o que for do seu agrado)
Queijo prato ou mozarela ralado
Farinha de rosca (para empanar)

modo de preparo

Ferva a água com o *shoyu*, coloque a carne de soja e deixe de molho por dez segundos. Coe e esprema com as mãos para retirar o excesso de líquido. Junte o ovo, mais 1 colher (sopa) de *shoyu*, os temperos e as farinhas em quantidades iguais até dar liga.

Modele os bolinhos, passe-os na farinha de rosca e frite-os em fogo médio.

Cuidado com fogo alto porque queima fácil.

Pode acompanhar molho da sua preferência.

Sugestão
Use este bolinho em vez de pão ao servir *fondue* de queijo.

Beirute vegetariano

ingredientes

4 pães sírios grandes
1 xícara (chá) de carne de soja (PTS) moída
200 g de queijo *cheddar*
4 colheres (sopa) de maionese
1 colher (chá) de mostarda
Pepino em conserva em condimento suave
2 tomates de polpa firme
Azeite
Orégano

modo de preparo

Prepare a PTS conforme as instruções da **FICHA 1**. Corte o tomate em fatias, tempere com sal e orégano e frite-o rapidamente no azeite.

Corte metade da lateral do pão sírio e, com cuidado, separe as duas folhas do pão. Misture a mostarda com a maionese e passe em um dos lados. Recheie com a carne de soja moída, fatias de tomate, de pepino e de queijo. Coloque os sanduíches numa fôrma coberta com papel alumínio e leve-os ao forno apenas para derreter o queijo. Se preferir, também é possível colocá-los numa frigideira antiaderente tampada – sempre em fogo baixo.

Pizza de palmito

ingredientes para a massa

2 xícaras (chá) de carne de soja (PTS) moída
4 xícaras (chá) de água
1 colher (sobremesa) de tempero caseiro
1 colher (sobremesa) de orégano
2 colheres (sopa) de molho de soja (*shoyu*)
3 ovos
1/2 xícara (chá) de farinha de trigo
1/2 xícara (chá) de farinha de rosca
1 colher (sobremesa) de fermento em pó
4 colheres (sopa) de queijo ralado
1 cebola (grande) ralada
2 colheres (sopa) de maionese
2 colheres (sopa) de azeite
Sal e pimenta a gosto

ingredientes para a cobertura

1 lata de molho de tomate temperado
1 vidro de palmito
250 g de mozarela
50 g de queijo parmesão ralado
Azeitonas pretas para decorar
Azeite

modo de preparo

Coloque a água, o molho de soja, o tempero caseiro e o orégano no fogo. Quando começar a ferver, junte a carne de soja e desligue.

Deixe descansar por dez segundos. Coe e esprema o excesso de líquido.

Acrescente os demais ingredientes da massa e misture bem.

Unte uma fôrma grande (de preferência redonda) com azeite e polvilhe com farinha de rosca. Forre o fundo da fôrma com uma camada de 0,5 cm da massa.

Asse em forno médio. Pode ser assada com antecedência. Coloque uma camada de molho de tomate, espalhe rodelas de palmito, azeitonas pretas e cubra fartamente com mozarela.

Polvilhe com queijo ralado, regue com azeite e leve ao forno apenas para derreter bem os queijos. Sirva quente.

Sugestão
Essa receita pode ser servida da mesma forma que uma pizza, como prato único, ou acompanhada de salada, batatas ou arroz.

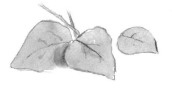

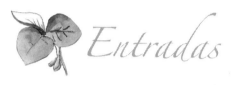

Ovos recheados 1

ingredientes

8 ovos cozidos
3 colheres (sopa) de maionese
1/2 xícara (chá) de carne de soja (PTS) moída
1 colher (sopa) de alcaparras em conserva picadas
1 colher (chá) de mostarda
1 cebola pequena bem picadinha

modo de preparo

Prepare a PTS de acordo com a **FICHA 1**. Descasque os ovos cozidos, corte-os ao meio e retire as gemas.

Coloque as gemas num prato fundo e amasse-as com um garfo. Junte a maionese, a cebola, a mostarda, a PTS e as alcaparras. Como estas são salgadas, provavelmente não há necessidade de colocar sal. Se você aprecia pratos bem condimentados, aumente a quantidade de alcaparras. Misture tudo muito bem e recheie as claras. Guarde-os na geladeira até a hora de servir.

Sugestão
Sirva sobre uma salada de folhas verdes. Frite rapidamente algumas alcaparras para enfeitar.

Ovos recheados II

ingredientes

8 ovos cozidos
2 pimentões vermelhos sem pele e sem sementes
1/2 copo de requeijão cremoso
1/2 xícara (chá) de carne de soja (PTS) moída
2 dentes de alho picados
2 colheres (sopa) de azeite ou óleo
Sal e pimenta a gosto

modo de preparo

Prepare a PTS de acordo com a **FICHA 1**. Descasque os ovos cozidos, corte-os ao meio e retire as gemas.

Refogue o alho no azeite, junte os pimentões picados e deixe essa mistura no fogo por alguns minutos.

Coloque no processador, ou apenas amasse muito bem utilizando um garfo, os pimentões, as gemas e o requeijão.

Junte a PTS preparada e tempere com sal e pimenta.

Recheie as claras e enfeite com folhas de salsinha.

Guarde-os na geladeira até a hora de servir.

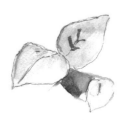

Ovos recheados III

ingredientes

8 ovos cozidos
1 maço (pequeno) de manjericão
1/2 xícara (chá) de ricota fresca
1/2 xícara (chá) de carne de soja (PTS) moída
3 dentes de alho
3 colheres (sopa) de azeite
Sal e pimenta a gosto

modo de preparo

Prepare a PTS conforme a **FICHA 1**. Corte os ovos ao meio e retire as gemas.

Coloque no processador (ou liquidificador) o alho, as folhas do manjericão e o azeite. Pique mas não muito fino.

Coloque a ricota e as gemas num prato fundo e amasse com um garfo. Junte a PTS, o manjericão picado e misture bem. Tempere com sal e pimenta e recheie as claras. Enfeite com pedacinhos de tomate ou tomate seco.

Guarde-os na geladeira até a hora de servir.

Sugestão
Sirva com salada de tomate.

Salada crocante

ingredientes

3 xícaras (chá) de arroz cozido
1 xícara de carne de soja (PTS) moída
1 xícara (chá) de batata palha
1 maçã vermelha
1/2 xícara (chá) de nozes picadas ou lascas de amêndoas
1/2 xícara (chá) de talo de salsão branco picado
1/2 xícara (chá) de uva passa
1/2 xícara (chá) de maionese
1 colher (café) de mostarda
1 colher (café) de açúcar
Sal a gosto

modo de preparo

Prepare a PTS conforme as instruções da **FICHA 1**. Descasque e pique a maçã em formato de palitinhos e coloque-os em água com gotas de limão para não escurecer. Escorra bem.

Misture a maionese, a mostarda, o salsão, as nozes, a maçã, o açúcar e as passas deixadas previamente de molho na água por 20 minutos. Acrescente o arroz e a PTS e misture bem. Deixe descansar por pelo menos uma hora na geladeira. Só acrescente a batata palha na hora de servir, para que ela continue crocante.

Sugestão
Banana à milanesa para acompanhar.

Salada Casablanca

ingredientes

1/2 xícara (chá) de carne de soja (PTS) moída
2 pimentões vermelhos sem casca e sem sementes
1 abobrinha italiana grande fatiada
2 talos de salsão fatiados obliquamente
3 pepinos em conserva suave cortados em fatias finas
1/2 maço de manjericão
1/2 maço de salsinha e cebolinha
Azeite
Limão (de preferência o siciliano)
1 pimenta vermelha bem picada sem as sementes
Sal

modo de preparo

Prepare a carne de soja de acordo com a **FICHA 1**. Grelhe ou frite a abobrinha com pouquíssimo óleo sem deixar que amoleça demais. Corte em vários pedaços cada fatia.

Para despelar os pimentões, asse, grelhe ou coloque-os no bico da chama do fogão até a pele ficar escura e começar a se soltar. Descasque e pique os pimentões do mesmo tamanho da abobrinha.

Coloque numa tigela o salsão, o manjericão, a salsinha e a cebolinha picadas, os pepinos, o azeite, o limão, o sal e a pimenta (opcional). Misture bem, prove e corrija o sal, se necessário. Acrescente em seguida os demais ingredientes. Deixe descansar por pelo menos 30 minutos antes de servir.

Sugestão
Sirva sobre folhas de alface. Fica ótimo como recheio de sanduíche. Você pode acrescentar macarrão parafuso ou *penne*.

Flor de abobrinha recheada

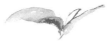

ingredientes

10 flores de abobrinha
1 xícara (chá) de abobrinha ralada tipo batata palha
1 xícara (chá) de carne de soja (PTS) moída
1 cenoura ralada tipo batata palha
1 talo de salsão branco picado
1 cebola picada
1 ovo
2 colheres (sopa) de farinha de rosca
Sal e pimenta a gosto

para empanar

2 ovos batidos
Farinha de rosca
Sal

modo de preparo

Prepare a PTS de acordo com a **FICHA 1**. Refogue levemente a cebola, o salsão e acrescente a abobrinha e a cenoura. Tempere em seguida com sal e pimenta e espere até que amoleçam.

Junte a PTS, a abobrinha refogada, o ovo, a farinha de rosca e misture bem. Corrija o tempero se necessário.

Lave bem as flores, abra com cuidado uma lateral e recheie. Passe-as no ovo batido e na farinha de rosca e frite-as em fogo médio, cuidando para não queimá-las.

Salada de grão-de-bico com carne de soja

ingredientes

1 xícara (chá) de carne de soja (PTS) em pedaços
3 xícaras (chá) de grão-de-bico cozido
1 xícara (chá) de tomate sem pele e sem semente picado médio
1 xícara (chá) de pepino sem casca picado médio
1/2 xícara (chá) de azeitonas pretas picadas
Salsinha e cebolinha picadas
1 cebola pequena bem picada ou ralada
Sal
Azeite ou óleo
Vinagre
Pimenta do reino
Alface picada para guarnecer

modo de preparo

Prepare a PTS conforme a **FICHA 3**. Depois refogue a carne de soja em alho e azeite até ela começar a dourar. Coloque-a numa tigela.

Acrescente o grão-de-bico, a salsinha, a cebolinha, a cebola, o sal, o azeite, a pimenta e o vinagre de acordo com o seu paladar. Essa mistura pode ser guardada na geladeira, tampada, por uma ou duas horas, para facilitar o seu trabalho ou intensificar o tempero.

Na hora de servir acrescente as azeitonas, o tomate e o pepino. Prove e corrija os temperos, se necessário. Coloque sobre uma travessa guarnecida de alface picada.

Também pode ser arrumada em pratos individuais.

É perfeita para o verão.

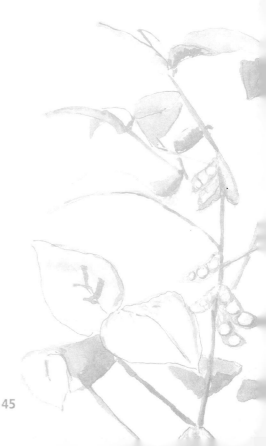

Sopa de cevada

ingredientes

1 xícara (chá) de cevada em grãos
1/2 xícara (chá) de carne de soja (PTS) moída
1 cebola (grande) bem picada
1 talo de salsão branco picado
1 cenoura (grande) bem picada
2 tabletes de caldo de legumes
3 litros de água
2 colheres (sopa) de molho de soja (*shoyu*)
1 colher (sopa) de manteiga
20 g de *funghi secchi* (ou outro tipo de cogumelo seco)
1/2 xícara (chá) de creme de leite (de preferência fresco)
Salsinha picada
Sal a gosto

modo de preparo

Deixe, na véspera, a cevada de molho na água. Refogue a cebola na manteiga. Junte a cevada (coada), os tabletes de caldo de legumes, a água, o salsão e o *funghi secchi* cortado em pedaços menores. Se você não encontrar nenhuma qualidade de *champignon* seco, use o natural (ou em conserva) refogado na manteiga com sal até quase começar a dourar, mas em vez de acrescentá-lo no começo do cozimento, coloque-o dois minutos antes do término e em maior quantidade (250 g).

Aconselho não usar a panela de pressão. Na panela comum, a sopa levará mais tempo para cozinhar, mas também ficará mais encorpada – e essa é a característica desse prato.

Deixe cozinhar por duas horas, mexendo de vez em quando para que a cevada não grude no fundo da panela.

Se necessário, acrescente mais água fervente. Depois de duas horas, junte a cenoura picada, a PTS, o molho de soja e mantenha o fogo aceso por mais dez minutos. Verifique o sal.

Desligue. Então acrescente o creme de leite e a salsinha.

Sugestão
Quem gosta de sopas cremosas pode aumentar a quantidade de creme de leite, que também pode ser substituído por requeijão.

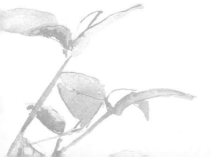

Pratos Principais

Medalhão com funghi secchi e batatas ao molho de queijo

ingredientes para o medalhão

3 xícaras (chá) de carne de soja (PTS) moída preparada conforme a **FICHA 2**
75 g de *funghi secchi*
2 cebolas (médias/grandes) bem picadas
4 colheres (sopa) de manteiga
3 colheres (sopa) de molho de soja (*shoyu*)

modo de preparo

Antes de utilizar o *funghi secchi*, lave-o em água corrente, coloque-o numa panela com água suficiente para cobri-lo e ferva-o por três minutos.

Desligue e deixe-o hidratando nessa água por, no mínimo, duas horas (isso pode ser feito na véspera).

Depois desse tempo, escorra o *funghi* e pique-o em pedaços bem pequenos.

Refogue a cebola na manteiga e junte os *funghi* picados. Acrescente o molho de soja ou o extrato de cogumelo (encontrado em lojas de produtos orientais). Prove o sal e corrija-o se necessário.

Prepare a carne de soja conforme as instruções da **FICHA 2**. Acrescente o *funghi secchi* e misture bem.

Modele os medalhões com as mãos, passe-os na farinha de rosca e frite-os em fogo médio.

batatas

Cozinhe 1 kg de batatinhas (tipo aperitivo) ou batata inglesa cortada em rodelas e descascadas.

ingredientes para o molho de queijo

1/2 lata de creme de leite (fresco)
1 copo de requeijão cremoso
30 g de queijo parmesão ralado
1 tablete de caldo de legumes
Pimenta-do-reino a gosto

modo de preparo

Coloque o creme de leite no fogo, junte os demais ingredientes e misture até dissolvê-los totalmente.

Coloque as batatas já cozidas nesse molho e mantenha o fogo aceso por, no mínimo, cinco minutos. Prove (experimente o molho com as batatas) e, se necessário, corrija o sal. Quanto mais tempo essas batatas permanecerem dentro do molho, mais saborosas ficarão. Portanto, se puder, prepare-as com algumas horas de antecedência.

Sugestão
Experimente também fazer um sanduíche ou hambúrguer com esse medalhão.

Medalhão ao curry

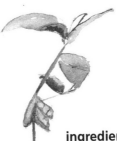

ingredientes para o medalhão

1 xícara (chá) de carne de soja (PTS) moída preparada conforme as instruções da **FICHA 2**

1 colher (sobremesa) de *curry*
1/2 xícara de passas picadas
1 colher (sobremesa) de mel ou açúcar mascavo
Farinha de rosca (para empanar)

modo de preparo

Junte todos os ingredientes e modele os medalhões com as mãos. Passe-os na farinha de rosca e frite-os em fogo baixo.

Esse medalhão pode ser acompanhado de arroz com maçã ou abacaxi.

ingredientes do arroz

1 xícara (chá) de arroz
1 cebola (média) picada
2 xícaras (chá) de água
3 colheres (sopa) de manteiga
1 colher (chá) de *curry*
1 colher (sobremesa) de gergelim preto (opcional)
1 maçã ou 1 fatia de abacaxi bem picado
1 1/2 xícara (chá) de creme de leite fresco
1 colher (sopa) de mel ou glucose de milho
Sal

modo de preparo

Refogue a cebola em 2 colheres (sopa) de manteiga. Junte o arroz e refogue-o também. Acrescente a água, o sal (1 colher de chá) e o *curry* e deixe cozinhar.

Aqueça o restante da manteiga (1 colher de sopa) e refogue a maçã ou o abacaxi. Junte o creme de leite e deixe ferver por alguns minutos. Desligue e acrescente o mel. Separe metade do creme para enfeitar os pratos. Acrescente o gergelim à outra metade e misture-a ao arroz já cozido. Deixe o arroz tampado por alguns minutos e sirva.

Medalhão ao molho madeira

ingredientes para o medalhão

2 xícaras (chá) de carne de soja (PTS) moída preparada conforme a **FICHA 2**
Farinha de rosca (para empanar)

modo de preparo

Modele a carne de soja, já preparada, como medalhões, e passe-os na farinha de rosca. Em seguida, frite-os em fogo médio. Reserve.

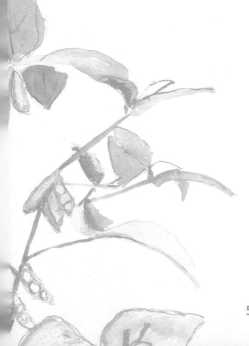

ingredientes para o molho madeira

1 cebola média bem picada
3 colheres (sopa) de manteiga
400 g de *champignon* fatiado
1 tablete de caldo de legumes dissolvido em
2 xícaras (chá) de água quente
2 colheres (sopa) de farinha de trigo
4 colheres (sopa) de vinho madeira seco (pode ser substituído por conhaque ou vinho tinto)
Salsinha picada
1 colher (chá) de molho inglês

modo de preparo

Em uma frigideira grande, refogue a cebola na manteiga. Acrescente o *champignon*, salgue suavemente e continue mexendo por mais cinco minutos. Despeje o vinho madeira e mantenha o fogo aceso até o álcool evaporar. Junte a farinha de trigo, misturando bem, e comece a adicionar o caldo de legumes aos poucos, mexendo sem parar, para que o molho não empelote. Por último coloque a salsinha e o molho inglês.

Coloque os medalhões já fritos, virando-os delicadamente de lado, para que possam incorporar o sabor do molho.

Sugestão
Sirva com arroz branco ou purê de batatas.

Bife à parmegiana

ingredientes do bife

2 xícaras (chá) de carne de soja (PTS) moída preparada conforme as instruções da **FICHA 2**
Manteiga (para untar)
Farinha de rosca (para polvilhar)

modo de preparo

Unte com manteiga uma fôrma tipo bolo inglês e polvilhe com farinha de rosca.

Coloque a PTS preparada, cubra com papel alumínio e leve para assar em forno a 160°C até começar a dourar.

Deixe esfriar (ou faça de véspera, para facilitar) e corte em fatias como se fosse um bife grosso.

ingredientes do molho

2 latas de molho de tomate temperado (ou caseiro)
250 g de mozarela
2 ovos batidos
Farinhas de trigo e de rosca (para empanar)

modo de preparo

Passe as fatias primeiro na farinha de trigo, depois nos ovos batidos e, por último, na farinha de rosca. Frite os "bifes" em fogo médio.

Depois de fritos, arrume-os numa fôrma ou travessa refratária, cubra-os com bastante molho de tomate e, por cima, coloque duas ou mais fatias de mozarela.

Leve ao forno só para aquecer e derreter a mozarela.

Se você não tiver tempo para assar, pode moldar o preparado de carne de soja no formato de hambúrgueres, fritá-los, colocá-los na fôrma com o molho de tomate e cobri-los com a mozarela.

Almôndegas ao molho de tomate

ingredientes

1 1/2 xícara (chá) de carne de soja (PTS) moída
3 colheres (sopa) de molho de soja (*shoyu*)
3 xícaras (chá) de água
2 ovos
1/2 xícara (chá) de farinha de rosca
1/4 xícara (chá) de farinha de trigo
1 colher (café) de fermento em pó
1 cebola (média) picada
3 dentes de alho picados
1 pote de requeijão
1 colher (sopa) de orégano
Salsinha e/ou manjericão picados
Sal e pimenta a gosto

modo de preparo

Ferva a água, junte o *shoyu*, a PTS e, após dez segundos, coe a carne de soja e esprema o excesso de líquido com as mãos. Junte os ovos, os demais ingredientes e misture bem. Modele almôndegas redondas e pequenas. Reserve.

ingredientes para o molho

2 latas de molho de tomate temperado (ou caseiro)
1 lata de água
10 azeitonas pretas picadas (opcional)

modo de preparo

Coloque os ingredientes do molho numa panela. Quando levantar fervura, coloque as almôndegas. Deixe cozinhar em fogo baixo por 15 minutos, virando-as delicadamente, se necessário.

Quando estiverem cozidas, coloque-as numa travessa refratária e distribua o requeijão em colheradas entre as almôndegas. Leve ao forno apenas para aquecer o requeijão. Sirva com arroz.

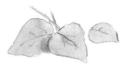

Picadinho com legumes e maçãs ao curry

ingredientes

2 xícaras (chá) de carne de soja (PTS) em pedaços
4 xícaras (chá) de água
1 tablete de caldo de legumes dissolvido em 3 xícaras (chá) de água
250 g de cebolas bem pequenas ou grandes cortadas em pedaços
2 colheres (sopa) de óleo ou azeite
3 colheres (sopa) de amido de milho ou farinha de trigo diluída em 1 xícara (chá) de água
2 colheres (sobremesa) de *curry*
1 colher (chá) de açúcar mascavo
1 maçã vermelha descascada e picada em pedaços médios
1 abobrinha picada em pedaços médios
1 cenoura picada em pedaços médios

modo de preparo

Ferva a água com 1 colher (sobremesa) de *curry* e um pouco de sal. Junte a PTS e cozinhe por 20 minutos – ou até ficar macia. Desligue e deixe esfriar. Escorra e esprema a carne. Em seguida, pique os pedaços maiores em dois ou três pedaços menores.

Em uma panela coloque o óleo, junte as cebolas e refogue ligeiramente. Coloque a PTS e refogue por mais alguns minutos.

Em outra panela coloque o caldo de legumes diluído, o açúcar, a cenoura, 1 colher (sobremesa) de *curry* e cozinhe por cinco minutos.

Em seguida, acrescente a maçã, a abobrinha e cozinhe mais um pouco, mas sem deixar os legumes amolecerem demais. Coloque o amido de milho diluído em um pouco de água e mexa delicadamente por uns três minutos – ou até engrossar o molho. Desligue. Prove e corrija o sal se necessário.

Se você não tem problemas com calorias e gosta de pratos cremosos, junte 1/2 xícara (chá) de creme de leite.

Sugestão
Servir com arroz com passas ou nozes e fatias de abacaxi passadas na manteiga. Também acompanha *chutney* de manga, que você encontra nos supermercados. A intensidade de sabor do *curry* varia conforme a marca, por isso adapte a quantidade desse tempero ao seu paladar.

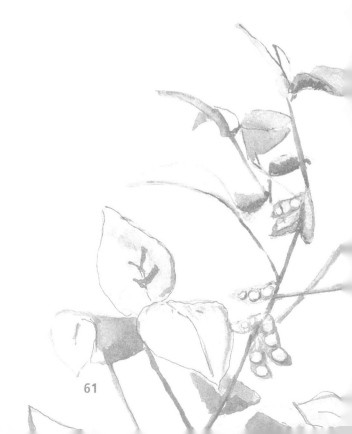

Picadinho light

ingredientes

2 xícaras (chá) de carne de soja (PTS) em pedaços
1 colher (sopa) de molho de soja (*shoyu*)
1 abobrinha
2 cebolas
2 cenouras
4 batatas
1 talo de salsão branco e/ou 1 alho porró
1 lata de molho de tomate temperado + a mesma medida de água
1 tablete de caldo de legumes
200 g de *champignon* e/ou 25 g de *funghi secchi*
Salsinha e cebolinha picadas
Sal e pimenta a gosto

modo de preparo

Prepare a PTS de acordo com a **FICHA 3**. Numa panela coloque a PTS já umedecida, o *champignon* e/ou o *funghi secchi* (deixado previamente de molho por duas horas), o molho de tomate, o caldo de legumes, a água e o molho de soja. Antes de acrescentar a cebola, a abobrinha, as batatas, as cenouras e o salsão, corte-os em tamanhos médios. Cozinhe até que a batata e a cenoura estejam macias. Prove e corrija o sal. Tempere com pimenta e acrescente a salsinha e a cebolinha.

Sugestão
As batatas podem ser substituídas por mandioca, cará, mandioquinha ou batata-doce.

Feijoada vegetariana

ingredientes

1/2 **kg** de feijão preto
1 xícara (chá) de carne de soja (PTS) em pedaços
3 colheres (sopa) de molho de soja (*shoyu*)
2 xícaras (chá) de água
1 berinjela cortada em cubos
1 cebola (grande) picada
1 cebola inteira com 3 cravos-da-índia espetados
6 dentes de alho picados
5 salsichas vegetarianas
1 folha de louro
1 tablete de caldo de legumes
Sal e pimenta a gosto

modo de preparo

Cozinhe o feijão com a folha de louro, o caldo de legumes e a cebola com os cravos-da-índia espetados.

Enquanto isso, cozinhe a PTS na água com o molho de soja por 15 minutos. Deixe esfriar e esprema com as mãos. Refogue com três dentes de alho e reserve.

Refogue a cebola picada, o restante do alho e a berinjela até que esta fique transparente.

Corte as salsichas em pedaços (diagonalmente).

Quando o feijão já estiver cozido, acrescente a PTS, a berinjela refogada, a salsicha, a pimenta, salgue a gosto e cozinhe por mais cinco minutos em fogo baixo. Retire a cebola com os cravos e a folha de louro. Sirva com arroz branco ou integral.

Estrogonofe

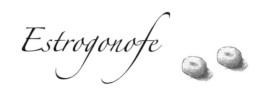

ingredientes para a carne de soja

2 xícaras (chá) de carne de soja (PTS) em pedaços
4 xícaras (chá) de água
1/2 xícara (chá) de molho de soja (*shoyu*)

modo de preparo

Prepare a PTS de acordo com a **FICHA 3**. Divida os pedaços maiores em dois ou três pedaços menores. Reserve.

ingredientes do molho

2 colheres (sopa) de manteiga
1 cebola (grande) picada
250 g de *champignon* fatiado
1/2 xícara (chá) de *ketchup*
2 colheres (chá) de molho inglês
2 colheres (chá) de mostarda
1/2 copo de requeijão ou 1/2 xícara (chá) de creme de leite
1 tablete de caldo de legumes dissolvido em 2 xícaras (chá) de água quente
2 colheres (sopa) de farinha de trigo dissolvidas em 1/2 xícara (chá) de água

modo de preparo

Refogue a cebola na manteiga. Junte o *champignon* e a carne de soja. Continue refogando e acrescente o caldo de legumes dissolvido, o *ketchup*, o molho inglês, a farinha de trigo dissolvida e a mostarda. Deixe cozinhar por mais cinco minutos.

Acrescente o requeijão ou o creme de leite e desligue. Prove e, se necessário, corrija o sal.

"Sojoada" ou feijoada de soja

Escolha e lave a soja em grão. Deixe de molho por duas horas. Retire a pele dos grãos e leve-os para cozinhar, podendo escolher entre as seguintes opções:

Seguir as mesmas instruções da "Feijoada vegetariana".

Cozinhar e temperar a soja em grão da mesma maneira que você prepara o seu feijão. A diferença é que a soja é mais firme e o caldo não fica grosso. Por isso, acrescente 1 colher de farinha de trigo aos temperos refogados antes de juntá-los à soja – ou, no final, bata no liquidificador um pouco de soja e retorne essa mistura à panela. Termine cozinhando por mais alguns minutos.

Feijão branco com carne de soja

ingredientes

2 xícaras (chá) ou 2 latas de feijão branco cozido
1 xícara (chá) de carne de soja (PTS) em pedaços
1/2 pimentão vermelho
2 cenouras médias em pedaços
1 lata de molho de tomate temperado
1 cebola (grande) picada
4 dentes de alho picados
1 folha de louro
Molho de pimenta
Azeite
Sal a gosto

modo de preparo

Prepare a PTS de acordo com a **FICHA 3**. Refogue a cebola e o alho no azeite, acrescente a PTS e frite-a por alguns minutos. Acrescente a cenoura, a folha de louro e o pimentão picado e refogue mais um pouco. Junte uma xícara de chá de água e mantenha cozinhando até que a cenoura amoleça.

Coloque o molho de tomate, o feijão cozido, o molho de pimenta (opcional) e o sal. Deixe cozinhar por mais alguns minutos.

Sirva com arroz branco ou purê de batatas.

Sugestão

Para quem aprecia molho agridoce, acrescentar 1 colher (sobremesa) de açúcar e de vinagre ao molho de tomate. Também pode-se acrescentar *ketchup*.

Anel de soja com molho de queijos

ingredientes do molho de queijos

1 copo de requeijão
50 g de queijo parmesão ralado
150 g de queijo gorgonzola ou *roquefort*
150 g de queijo fundido
500 ml de creme de leite fresco

modo de preparo

Coloque o creme de leite na panela, aqueça-o e junte todos os queijos, mexendo sem parar até derretê-los totalmente. O gorgonzola e o *roquefort* têm um sabor forte, por isso, se preferir, substitua-os por outros queijos de sabor mais delicado, como o prato ou o emental. Prove e corrija o sal se necessário. Reserve.

ingredientes do anel de soja

3 xícaras (chá) de carne de soja (PTS) moída
300 g de mozarela ralada (no ralador grosso)
Manteiga (para untar)
Farinha de rosca (para polvilhar)

modo de preparo

Prepare a carne de soja conforme as instruções da **FICHA 2**. Acrescente a mozarela, misture bem e coloque essa mistura em uma assadeira em forma de anel, untada com manteiga e polvilhada com farinha de rosca. A temperatura do forno deve ser de 160°C.

Cubra a assadeira com papel alumínio e asse por 40 minutos. Depois descubra-a e continue assando até começar a dourar.

Desenforme sobre um prato redondo e cubra com o molho de queijos bem quente.

Sugestão
Sirva com purê de batatas ou de mandioca. Arroz branco também combina muito bem.

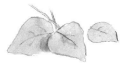

Arroz Shangai

ingredientes

3 xícaras (chá) de arroz cozido bem soltinho
1 xícara (chá) de carne de soja (PTS) moída
1/2 xícara (chá) de vagem cozida e picada (ou ervilhas)
1/2 xícara (chá) de cenoura cozida e picada
1 cebola (média) picada
3 colheres (sopa) de manteiga
2 ovos
Cebolinha picada
Sal a gosto

modo de preparo

Prepare o arroz bem soltinho (o tipo parboilizado é excelente) ou aproveite sobras que você tiver.

Prepare a PTS de acordo com a **FICHA 1**.

Coloque 2 colheres de manteiga na frigideira e adicione 2 ovos.

Salgue e mexa rapidamente, para formar pequenas pelotas. Continue com o fogo aceso até que todo o ovo esteja firme.

O restante da manteiga deve ser usado para aquecer a cenoura e a vagem.

Misture todos os ingredientes e sirva bem quentinho.

Sugestão
Esta é uma receita básica que você pode incrementar com queijo ralado, milho verde, pimentão, ou algum outro ingrediente que você tiver na sua geladeira ou despensa.

Repolho com carne de soja

ingredientes

1 xícara (chá) de carne de soja (PTS) em pedaços
2 xícaras (chá) de água
4 colheres (sopa) de molho de soja (*shoyu*)
1 tablete de caldo de legumes
1 repolho pequeno picado
1 cebola grande em fatias finas
Óleo ou azeite
Sal e pimenta do reino a gosto

modo de preparo

Ferva a água com o *shoyu* e o caldo de legumes. Acrescente a PTS e deixe cozinhar até ficar macia. Escorra e esprema o excesso de líquido. Pique os pedaços maiores, no sentido longitudinal, em dois ou três pedaços menores.

Refogue o alho no azeite. Junte a PTS já picada e frite-a em fogo baixo até começar a dourar. Experimente e corrija o sal se necessário.

Em outra panela refogue a cebola. Acrescente o repolho e tempere com sal e pimenta. Quando estiver quase pronto, junte a carne de soja e termine o cozimento, sem deixar o repolho amolecer muito.

Sugestão
Se usar repolho roxo, pode acrescentar maçã ralada ou picada no começo do refogado.

Escarola recheada

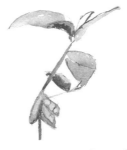

ingredientes

4 escarolas médias e de folhas compridas
1 xícara (chá) de carne de soja (PTS) moída
1/2 xícara (chá) de farinha de rosca
1 xícara (café) de ricota defumada ralada (pode ser com pimenta)
2 tomates picados sem sementes
2 cebolas (médias) picadas
6 dentes de alho picados
Azeite
Orégano
Sal
Barbante de cozinha (para amarrar)

modo de preparo

Prepare a PTS de acordo com a **FICHA 1**. Lave muito bem as folhas de escarola inteiras e deixe-as de molho em água, sal e vinagre por 30 minutos. Enxagüe e deixe escorrer.

Refogue as cebolas e 4 dentes de alho no azeite, junte os tomates apenas para aquecer e tempere com sal e orégano. Desligue o fogo. Acrescente a PTS, a ricota e a farinha de rosca e misture bem. Recheie o centro das escarolas com essa mistura, mas não exagere na quantidade.

Una as folhas pelas pontas e amarre com um barbante, dê um nó e enrole, com leve pressão, toda a escarola, para que ela não se desmanche durante a fritura.

Em uma panela grande ou numa frigideira, coloque azeite e os dentes de alho restantes cortados ao meio. Deixe-os fritar um pouco e retire-os antes que dourem.

Coloque as escarolas na frigideira e frite-as em fogo médio virando de lado, cuidadosamente, até começarem a fritar. Despeje 1/2 xícara (chá) de água, tampe e cuide para não queimar. Retire os barbantes antes de servir.

Berinjela com molho de gengibre e gergelim

ingredientes para a berinjela

2 berinjelas
Sal
2 ovos ligeiramente batidos com 1 colher (chá) de tempero caseiro (para empanar)
Farinha de trigo (para empanar)
Farinha de rosca (para empanar)

modo de preparo

Corte a berinjela em fatias grossas e cada fatia em quatro pedaços. Salgue-as e coloque-as em uma peneira para escorrer por 30 minutos.

Enxugue com um papel absorvente. Passe-as na farinha de trigo, no ovo batido e, por último, na farinha de rosca. Frite.

Pode-se também grelhar a berinjela em vez de fritar, mas sem a cobertura de milanesa.

ingredientes para a carne de soja

2 xícaras (chá) de carne de soja (PTS) em pedaços
4 xícaras (chá) de água quente
1/2 xícara (chá) de molho de soja (*shoyu*)
1 colher (chá) de tempero completo

modo de preparo

Coloque a PTS numa panela. Acrescente a água, o tempero completo e o molho de soja. Ferva por 15 minutos ou até amolecer. Deixe esfriar, coe e esprema a carne de soja com as mãos. Pique os pedaços maiores em dois ou três pedaços menores. Reserve.

ingredientes para o molho

2 cebolas (grandes) picadas em pedaços médios
3 colheres (sopa) de óleo
1 pimentão vermelho picado em pedaços médios
1 colher (sobremesa) de gengibre ralado
1 colher (chá) de gergelim (branco ou preto)
1 colher (sobremesa) de mel ou glucose de milho
1 talo de salsão branco fatiado
2 colheres (sopa) de molho de soja (*shoyu*)
2 colheres (sopa) de amido de milho dissolvidas em 2 xícaras (chá) de água fria

modo de preparo

Em uma panela coloque o óleo e junte a cebola para aquecê-la. Acrescente o pimentão picado, o salsão, a carne de soja, o molho de soja e o gengibre e refogue por três minutos. Coloque o amido de milho dissolvido na água e cozinhe, mexendo sem parar, apenas o suficiente para engrossar. Desligue e acrescente o mel e o gergelim.

Arrume as berinjelas fritas ao redor do prato e despeje o molho de pimentão no centro.

Sugestão
Deixe o molho de soja à mesa, caso alguém queira acentuar mais o sabor do prato.

Trouxinha de berinjela

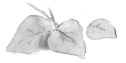

ingredientes

1 xícara (chá) de carne de soja (PTS) moída
2 berinjelas
Queijo minas frescal
4 tomates
3 dentes de alho
1 maço de manjericão
1/2 xícara (chá) de azeite
Azeitonas pretas
Sal
2 latas de molho de tomate temperado

para empanar

2 ovos
Farinha de trigo
Farinha de rosca

modo de preparo

Prepare a PTS conforme as instruções da **FICHA 1**. Corte as berinjelas em fatias e coloque-as de molho em água e sal por 30 minutos. Escorra e enxugue. Passe na farinha de trigo, no ovo batido com sal e na farinha de rosca antes de fritar.

Lave as folhas de manjericão e bata no processador (ou liquidificador) com o alho, o azeite e um pouco de sal.

Corte o queijo em fatias.

Corte os tomates em rodelas e tempere-as fartamente com o molho de manjericão.

Coloque no centro de cada fatia de berinjela uma fatia de queijo, azeitonas picadas, um pouco de PTS, uma rodela de tomate e outra fatia de queijo. Dobre as bordas da berinjela sobre o queijo e espete um palito para a trouxinha não abrir. Se preferir, faça um amarrado com cebolinha francesa passada na água quente.

Em uma fôrma refratária coloque o molho de tomate e arrume as trouxinhas, colocando um pedacinho de queijo sobre cada uma. Cubra com papel alumínio e leve ao forno por uns 15 minutos. Na hora de servir, enfeite com folhas de manjericão.

Batata e brócolis ao molho de queijo

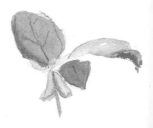

ingredientes

1 xícara (chá) de carne de soja (PTS) em pedaços
1 tablete de caldo de legumes
1 kg de batatas
1 maço de brócolis lavado e picado
Azeite ou óleo
1 cebola (grande) picada
6 dentes de alho picados
250 g de mozarela ralada ou picada
500 ml de creme de leite fresco (ou leite)
1 caixa de queijo fundido
100 g de queijo parmesão ralado

modo de preparo

Dissolva o caldo de legumes em 2 xícaras (chá) de água. Acrescente a carne de soja e cozinhe por l5 minutos – ou até ficar macia. Deixe esfriar, esprema com as mãos e divida os pedaços maiores em dois ou três pedaços menores. Refogue três dentes de alho no azeite, junte a

PTS e deixe pegar sabor. Acrescente 1 xícara (chá) de água e cozinhe até reduzir bem o líquido. Reserve.

Cozinhe as batatas. Descasque-as e corte-as em fatias de 0,5 cm.

Refoque a cebola e 3 dentes de alho no azeite. Junte o brócolis, salgue a gosto, tampe a panela e deixe em fogo baixo cozinhando por uns cinco minutos. Se necessário, coloque um pouco de água no fundo da panela.

Em outra panela coloque o creme de leite e o queijo fundido, aqueça e misture até que tudo esteja dissolvido. Por último junte o queijo ralado e a PTS.

Como as batatas estão sem tempero, você pode despejar uma parte do molho sobre as fatias, envolvendo-as completamente, para que fiquem mais saborosas.

montagem

Em uma fôrma refratária, coloque um pouco de creme no fundo.

Arrume uma camada de batatas, uma de brócolis, uma de creme e espalhe um pouco de mozarela. Repita essa operação até terminar os ingredientes. A última camada deve ser de creme de queijo. Polvilhe com queijo parmesão ralado e leve ao forno a 200°C até dourar.

Você pode preparar a torta com algumas horas de antecedência (na véspera) para que os ingredientes (batata e PTS) fiquem mais saborosos.

Batata assada com shitake

ingredientes

500 g de batata inglesa ou batata-doce
250 g de cebola
1 xícara (chá) de carne de soja (PTS) em pedaços
1 bandeja de *shitake* (ou outro tipo de cogumelo)

azeite aromatizado

1 xícara (chá) de azeite (ou óleo)
2 colheres (sopa) de alecrim desfolhado
2 colheres (sopa) de orégano
2 dentes de alho
1 pimenta (opcional)

modo de preparo

Coloque todos os ingredientes do azeite aromatizado para cozinhar em fogo bem baixo, por alguns minutos, a fim de que o sabor e o aroma dos temperos sejam impregnados com maior rapidez no azeite. De preferência, faça com horas de antecedência (ou de véspera). Retire os dentes de alho e a pimenta na hora de usar.

Corte as cebolas em rodelas e tempere-as com um pouco do azeite aromatizado. Reserve.

Retire os talos do *shitake* e pincele com azeite os dois lados da parte restante. Reserve. Em outros tipos de cogumelo não há necessidade de retirar os talos.

Prepare a PTS conforme as instruções da **FICHA 3**, retirando o excesso de líquido e cortando os pedaços maiores no mesmo tamanho dos menores. Tempere com metade do azeite que sobrou. Reserve.

Descasque as batatas e corte-as em pedaços. Tempere-as com o restante do azeite, misturando-as bem para que todas fiquem bem untadas.

Coloque-as numa fôrma ou travessa refratária de modo que fique apenas uma camada de batatas e leve ao forno a 180°C. Quando começar a dourar, salgue a gosto e espalhe a cebola por cima.

Retorne a fôrma ao forno até que esse último ingrediente também comece a dourar.

Salgue os *shitakes* e arrume-os sobre a cebola. Mais cinco minutos de forno são suficientes para terminar esta receita.

Pode-se espalhar um pouco de salsinha bem picada antes de servir.

Sugestão
O azeite aromatizado pode ser usado em outros pratos, como assados em geral, tempero de saladas, massas, pizzas etc.

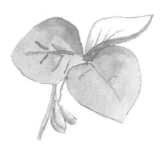

Massas e Tortas

Crepe de curry com maçã

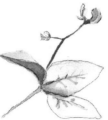

ingredientes para a massa do crepe:

1 xícara (chá) de farinha de trigo
1 xícara (chá) de leite
1 colher (sopa) de *curry*
1 colher (café) de sal
1 colher (chá) de açúcar
2 colheres (sopa) de manteiga derretida
3 ovos

modo de preparo

Coloque numa vasilha os ovos, a farinha, o *curry* e misture muito bem. Acrescente aos poucos o leite, o sal, o açúcar e, por último, a manteiga derretida, continuando a misturar manualmente até a massa ficar bem homogênea.

Deixe descansar por 20 minutos.

Unte uma frigideira pequena com manteiga e frite os crepes em fogo médio. Continue a untar levemente a frigideira a cada crepe.

ingredientes para o recheio

1 xícara (chá) de PTS moída preparada conforme as instruções da **FICHA 1**. Acrescentar uma pitada de cravo em pó.

1/2 copo de requeijão
2 colheres (sopa) de leite
Pimenta a gosto

modo de preparo

Junte todos os ingredientes e recheie os crepes. Dobre-os duas vezes: uma vez no sentido horizontal; outra no vertical.

maçã no vapor

Descasque 6 maçãs, divida-as ao meio e retire as sementes.

Corte-as em fatias finas e coloque-as numa vasilha com água e suco de 1/2 limão, para evitar que escureçam.

Escorra as fatias de maçã e coloque-as numa panela tampada, em fogo baixo, para que cozinhem no vapor até amolecerem, mas sem desmanchar. Como elas irão soltar um pouco de líquido, é suficiente acrescentar 1/2 xícara (chá) de água (depende da maçã).

Se você descuidar e ela passar do ponto, não se preocupe. Sirva como purê de maçã. Também fica ótimo.

Sirva tudo quente.

Pasta Mamma Mia

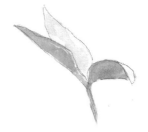

ingredientes

400 g de macarrão
4 fundos de alcachofra
3 colheres (sopa) de alcaparras
8 azeitonas pretas sem caroço
4 dentes de alho picados
Folhas de 1/2 maço de manjericão
1 xícara (chá) de PTS em pedaços
4 colheres (sopa) de azeite
Queijo ralado a gosto
Sal

modo de preparo

Prepare a PTS conforme a **FICHA 3**. Refogue o alho no azeite, junte a PTS, as alcachofras cortadas em pedaços médios e continue com a panela no fogo. A seguir junte as alcaparras e as azeitonas e continue a refogar por mais alguns minutos. Desligue o fogo e só então acrescente metade das folhas de manjericão.

Cozinhe o macarrão, escorra-o e junte o molho. Coloque o restante do manjericão, o queijo ralado, regue com mais azeite – e bom apetite.

Sugestão
Você pode substituir a alcachofra por abobrinha, cortada em pedaços pequenos, tendo o cuidado de refogar até que ela amoleça levemente.

Conchiglioni recheados

ingredientes

250 g de conchiglioni (ou rigatoni gigante)
1 xícara (chá) de carne de soja (PTS) moída
1 xícara (chá) de espinafre refogado e picado ou de rúcula crua picada
150 g de mozarela ralada ou picada
2 latas de molho de tomate temperado
Queijo parmesão ralado a gosto

modo de preparo

Cozinhe a massa em água e sal. Escorra quando estiver cozida, mas ainda bem firme, isto é, al dente. Passe na água fria para interromper o cozimento.

Prepare a carne de soja moída conforme as instruções da **FICHA 1** e misture com a rúcula ou o espinafre e a mozarela.

Recheie cada conchiglioni com essa mistura. Coloque um pouco de molho de tomate no fundo da travessa refratária e, por cima, os conchiglioni recheados. Cubra com o restante do molho, polvilhe com o queijo ralado e leve ao forno. Cubra com papel alumínio para não ressecar.

Sugestão

Se você não achar esse tipo de macarrão no supermercado, pode aproveitar este recheio para fazer panquecas.

Torta de tomate e espinafre

ingredientes da massa

3 xícaras (chá) de carne de soja (PTS) moída
3 colheres (sopa) de maionese
1 cebola ralada

modo de preparo da massa

Prepare a carne de soja conforme as instruções da **FICHA 2**. Acrescente a maionese e a cebola. Misture bem e reserve.

ingredientes do recheio nº 1

Folhas de um maço (pequeno) de espinafre
1 cebola (média) picada
2 colheres (sopa) de óleo ou azeite
200 g de mozarela em fatias
Sal a gosto

modo de preparo

Refogue a cebola e coloque o espinafre, mexendo até ficar apenas murcho. Salgue a gosto.

Quando esfriar, coloque as fatias de mozarela sobre uma superfície lisa e cubra com as folhas de espinafre. A seguir enrole cada fatia de mozarela e reserve.

ingredientes do recheio nº 2

200 g de tomate seco ou fatias finas de tomate fresco
200 g de mozarela em fatias

modo de preparo

Se você for usar o tomate fresco, tempere com sal, azeite e orégano com 15 minutos de antecedência.

Coloque as fatias de mozarela sobre uma superfície lisa e espalhe o tomate seco ou as fatias de tomate. Enrole e reserve.

montagem da torta

Unte uma fôrma retangular com manteiga e polvilhe com farinha de rosca.

Coloque 1/3 da receita de carne de soja no fundo da fôrma. Por cima arrume uma camada de mozarela enrolada com espinafre.

Coloque mais 1/3 da carne de soja moída.

Agora arrume os rolinhos de mozarela com tomates.

Por último, o restante da carne de soja.

Cubra com papel alumínio e leve ao forno a 160°C por 40 minutos. Retire o papel alumínio para acabar de assar ou até dourar.

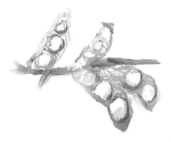

Torta Soft

ingredientes

1 pão de fôrma sem casca fatiado
200 g de mozarela
1 vidro grande de maionese
2 xícaras (chá) de carne de soja (PTS) moída
200 g de azeitonas picadas
30 g de alcaparras
4 tomates grandes sem pele e sem sementes
1 cebola picada
1/4 xícara (chá) de azeite
1 colher (sobremesa) de molho inglês
1 copo de requeijão cremoso
100 g de parmesão ralado
3 ovos
1/2 lata de leite ou creme de leite fresco
Sal (se necessário)

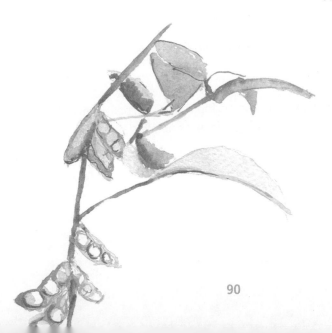

modo de preparo

Prepare a PTS de acordo com a **FICHA 1**, temperando, no final, com molho inglês.

Em outra panela refogue a cebola no azeite. Junte o tomate picado, as azeitonas, as alcaparras e refogue por cinco minutos.

Passe maionese nos dois lados das fatias do pão de fôrma.

Forre o fundo de uma fôrma ou pirex com uma camada de pão (não é necessário untar). Em seguida, espalhe a carne de soja e os tomates já preparados.

Coloque uma camada generosa de mozarela e cubra com outra camada de pão de fôrma.

Em uma vasilha, junte o leite, o requeijão, os ovos, 50 g de queijo ralado e, com um garfo, bata um pouco para misturar os ingredientes. Despeje sobre a torta já montada.

A quantidade desse leite deve ser dosada para que toda a torta fique bem molhada, mas o pão não deve ficar "boiando" no leite.

Polvilhe o restante do queijo ralado e leve ao forno médio até dourar. Sirva quente.

Sugestão
Você pode incrementar esta receita colocando outros ingredientes do seu agrado, como outros queijos, cogumelos, alcachofra em conserva etc.

Torta de cebola

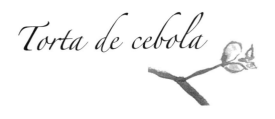

ingredientes

3 xícaras (chá) de carne de soja (PTS) moída
1/4 xícara (chá) de molho de soja (*shoyu*)
6 xícaras (chá) de água fervente
1 pacote de creme de cebola
600 g de cebola
1/3 xícara (chá) de azeite ou óleo
3 ovos
1/2 xícara (chá) de farinha de trigo
1 xícara (chá) de farinha de rosca
1 colher (sopa) de fermento em pó
1/2 xícara (chá) de salsinha picada
Azeite
Sal a gosto
Manteiga (para untar)
Farinha de rosca (para polvilhar)

modo de preparo

Coloque a PTS e o molho de soja em água fervente e deixe a carne de soja hidratar por dez segundos. Coe e esprema o excesso de líquido. Junte a salsinha, o creme de cebola, os ovos, a farinha de trigo, a farinha de rosca e o fermento em pó.

Corte a cebola em rodelas finas e refogue-a no azeite. Guarde a quarta parte para enfeitar a torta depois de pronta.

Junte o restante da cebola à carne de soja moída, salgue a mistura e coloque numa fôrma untada com manteiga e polvilhada com farinha de rosca.

Asse em forno médio, mantendo a fôrma coberta com papel alumínio por 30 minutos. A seguir, retire o papel alumínio e continue a assar até que comece a dourar.

Depois de assada, desenforme a torta numa travessa e enfeite-a com a cebola refogada reservada e raminhos de salsinha.

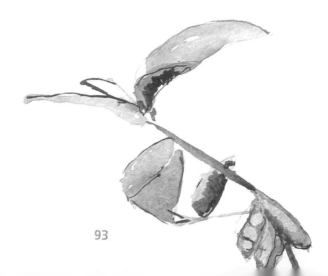

Leituras Complementares

Menopausa e soja

A soja vem sendo utilizada como alimento humano por conta do seu alto teor protéico e também por ter em sua composição isoflavonas e hormônios vegetais.

As isoflavonas são fitoestrógenos que são encontrados no reino vegetal, principalmente na soja (grãos), em brotos de alfafa e em sementes de linhaça.

Quando a mulher entra na menopausa, as taxas de estrogênio ficam bastante diminuídas.

A deficiência de estrogênio no corpo da mulher provoca sintomas desagradáveis, como ondas de calor, suores noturnos, coração acelerado, dores de cabeça, vertigens, irritabilidade, fadiga e depressão, bem como queda da libido.

Uma boa alternativa para evitar esses problemas é usar isoflavonas da soja. Estudos epidemiológicos, experimentais e clínicos têm indicado a ação das isoflavonas na redução dos sintomas indesejáveis da menopausa.

As isoflavonas ligam-se aos receptores estrogênicos, tendo efeito semelhante aos estrógenos sintéticos, químicos (1, 2, 3, 4).

A soja também pode ajudar na osteoporose, uma descalcificação dos ossos muito freqüente em mulheres na menopausa. O uso de isoflavonas, em conjunto com o cálcio, ajuda na prevenção e no tratamento da osteoporose. Exercícios físicos aeróbicos também ajudam a prevenir a doença.

O importante é lembrar que o estilo de vida, principalmente a dieta, é fundamental para uma vida longa e saudável.

Ana Maria Lupo
Nutricionista da Clínica Cardiológica Integrada

Soja e lípides no sangue

Estudos em animais e humanos têm mostrado que a proteína de soja baixa o nível de colesterol no organismo. O primeiro estudo que mostrou esse efeito foi publicado em 1967 por Hodges e colaboradores.

A soja, por meio de seu componente fotoestrógeno, atua reduzindo o colesterol e o triglicérides, da mesma forma que ajuda na elevação do colesterol bom (HDL).

Essa leguminosa é rica em isoflavonas, que são metabolizadas formando genisteína, daidzeína e gliciteína.

Estudos mostram que o uso de 25 a 50 g de proteína de soja por dia diminui em 9,3% o colesterol total e 12% o LDL (chamado de colesterol ruim), além de promover o aumento de 14% do HDL (colesterol bom), que deve estar sempre o mais elevado possível.

A proteína de soja facilita a eliminação, pelas fezes, dos ácidos biliares, e age na secreção do colesterol produzido no fígado (o maior produtor de colesterol do organismo).

A farinha de soja (da qual é feita a carne de soja) é rica em fibras, principalmente em fibras solúveis, que são quase completamente fermentadas pelas bactérias do intestino, produzindo ácidos graxos de cadeia curta, dificultando a absorção do colesterol da alimentação e inibindo a formação de colesterol no fígado.

Outra ação dos fito-hormônios da soja seria a ação anti-oxidante, diminuindo a oxidação das moléculas do LDL, que é o mecanismo inicial da formação da placa de esclerose nas artérias.

A genisteína provavelmente atua como antiagregante das plaquetas, impedindo a coagulação exagerada do sangue dentro das artérias. Esses efeitos benéficos também se aplicam às pessoas que ainda não têm colesterol elevado, ou triglicérides elevado, ou que tenham taxas normais de HDL, contribuindo para a prevenção de doenças cardiovasculares. Essas doenças começam geralmente com o aumento do colesterol, que se acumula dentro das nossas artérias em forma de placas.

Dr. Mauricio Zangrando Nogueira
Cardiologista e professor assistente da Faculdade de Ciências Farmacêuticas da Unesp (Araraquara)

Soja e câncer

Em artigo publicado no *Journal of the National Cancer Institute*, Richard Peto afirma que mudanças adequadas na dieta podem prevenir até 50% de todos os cânceres de mama diagnosticados nos Estados Unidos.

Várias pesquisas têm mostrado que o tipo de dieta pode realmente desempenhar papel importante na redução dos índices de várias doenças, entre elas as cardiovasculares e os cânceres.

Com isso, o conceito de uma dieta adequada passa a ser entendido não mais como aquela capaz de fornecer os nutrientes necessários ao organismo, mas também como aquela capaz de diminuir a possibilidade de instalação de vários tipos de doenças. Surge assim o conceito de ALIMENTOS FUNCIONAIS, que de acordo com a portaria nº 398, de 30/4/1999, do Ministério da Saúde, são "alimentos consumidos como parte da dieta usual, que produzem efeitos metabólicos ou fisiológicos e/ou apresentam a capacidade de reduzir o risco de doenças crônico-degenerativas, além das suas funções nutricionais básicas".

Atualmente são muitos os alimentos que já foram estudados e que apresentam substâncias com distintas funções biológicas, denominadas componentes bioativos, que por meio de mecanismos diversos são capazes de garantir a manutenção da saúde. Muito provavelmente, o alimento mais estudado do ponto de vista de propriedades funcionais e que apresenta o maior número de componentes bioativos é a soja.

A possibilidade de os alimentos à base de soja serem utilizados na redução do risco de determinados tipos de câncer tem atraído a atenção de pesquisadores de todo o mundo nos últimos anos. Por conta disso tem sido grande o número de publicações associando o consumo da soja e seus derivados à baixa incidência de câncer, principalmente de mama, colo de útero, ovário e próstata. Em países como o Japão e a China, onde o consumo de alimentos à base de soja é alto, a taxa de mortalidade provocada por câncer de mama, por exemplo, é significativamente inferior à de países como os Estados Unidos e a Inglaterra.

O fato de as mulheres asiáticas terem menos propensão a desenvolver câncer de mama não se deve apenas a um fator de hereditariedade, pois quando se mudam para países do Ocidente e adotam uma dieta típica, passam a apresentar índices de câncer mamário iguais aos das mulheres ocidentais.

Em outro estudo relativamente recente foi verificado que mulheres em Cingapura em idade pré-menopausa, que consumiam o dobro de alimentos à base de soja em relação à maioria das outras pessoas, apresentaram o risco de câncer de mama diminuído pela metade.

Eliseu Antonio Rossi
Professor Livre-docente do Departamento de Alimentos e Nutrição da Faculdade de Ciências Farmacêuticas de Araraquara/Unesp

A autora

Nascida em São Paulo, **Irene Olkowski** tem como meta há mais de 15 anos buscar, aprender e desenvolver tudo que se relaciona com a melhoria do ser humano em todos os seus aspectos: físico, emocional e espiritual.

É Terapeuta holística, estudiosa de medicina chinesa, radiestesia, cristais, homeopatia, florais, cromoterapia, numerologia e técnicas energéticas.

Co-autora de *Vivendo melhor através da numerologia*, editado em português e em espanhol pela Editora Best Seller, ministrou cursos sobre Reprogramação Energética no Senac-Saúde e teve participações no programa "Filosofia de Vida", na TV Alphaville.

IMPRESSO NA
sumago gráfica editorial ltda
rua itauna, 789   vila maria
02111-031   são paulo   sp
telefax 11 **6955 5636**
sumago@terra.com.br

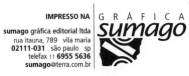